BEI GRIN MACHT SICH IHR WISSEN BEZAHLT

- Wir veröffentlichen Ihre Hausarbeit,
  Bachelor- und Masterarbeit

- Ihr eigenes eBook und Buch -
  weltweit in allen wichtigen Shops

- Verdienen Sie an jedem Verkauf

Jetzt bei www.GRIN.com hochladen
und kostenlos publizieren

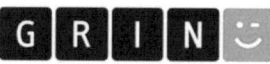

Gisele Borelli-Montigny

Die Gesundheitsreform in den Niederlanden 2006

GRIN Verlag

Bibliografische Information der Deutschen Nationalbibliothek:

Die Deutsche Bibliothek verzeichnet diese Publikation in der Deutschen National-
bibliografie; detaillierte bibliografische Daten sind im Internet über http://dnb.d-
nb.de/ abrufbar.

Impressum:

Copyright © 2006 GRIN Verlag GmbH
Druck und Bindung: Books on Demand GmbH, Norderstedt Germany
ISBN: 978-3-640-11579-2

Dieses Buch bei GRIN:

http://www.grin.com/de/e-book/110440/die-gesundheitsreform-in-den-niederlanden-
2006

Ab 01.01.2006 gilt in den Niederlanden:

„Eine neue Krankenversicherung für alle"

Darstellung der Kernelemente dieser Reform.

In wie weit lässt sie sich auf Deutschland übertragen?

SHR Fernfachhochschule Riedlingen

Fach: GW 2 – Aktuelle Entwicklungen im Gesundheits- und Sozialwesen

von

Gisele Loriggio Borelli-Montigny

Einführung

Bis Ende 2005 war das Gesundheitssystem in der Niederlanden nach dem deutschen Muster organisiert. Die Gesundheitsversorgung erfolgte auf sehr hohem Niveau, wobei jeder Bürger Zugang zum System hatte und die Kosten im Vergleich zu vielen europäischen Nachbarstaaten zunächst verhältnismäßig niedrig waren (Böcker et al., 2001).

Aufgrund einer starken Erhöhung der Kosten zur Erhaltung dieses Systems ohne spürbare Verbesserung in der medizinischen Versorgung, in der insbesondere lange Wartezeiten bei fehlender Koordinierung sowie zunehmend Leistungseinschränkungen zu beobachten waren, wurde die Toleranzgrenze der Bevölkerung überschritten.

Aus diesen Gründen wurde die Notwendigkeit einer umfassenden Reform immer dringender.

Am 01.01.2006 änderte sich das niederländische Krankenversicherungssystem. Seit dem gibt es „eine neue Krankenversicherung für alle", die sich durch die Fusionierung von gesetzlichen Krankenkassen und Privatversicherungen auf dem Prinzip einer Basisversicherung für alle Bürger stützt.

Abkürzungsverzeichnis

AWBZ	Algemene Wet Bijzondere Ziektekosten
BMGS	Bundesministerium für Gesundheit und soziale Sicherheit
bzw.	beziehungsweise
CDU	Christlich-Demokratische Union
GKV	Gesetzliche Krankenversicherung
KBV	Kassenärztliche Bundesvereinigung
SPD	Sozialdemokratische Partei Deutschlands
US	United States – Vereinigte Staaten von America

1. Das Versicherungssystem in den Niederlanden

1.1   Das alte System – Ein Rückblick

Das Gesundheitssystem der Niederlande, das grundsätzlich 1942 von der deutschen Besatzung eingeführt wurde, basierte auf dem Sozialversicherungsprinzip und entsprach einer Mischfinanzierung aus staatlichen und privaten Geldern. Eigentlich bestand das System aus drei Säulen: a) einer Sozialversicherung - das Algemene Wet Bijzondere Ziektekosten (AWBZ); b) einer Krankenversicherung nach deutschem Muster; c) einer privaten Krankenversicherung mit Kontrahierungszwang.

Alle Bürger waren primär durch das AWBZ versichert. Darüber hinaus waren fast zwei Drittel der Niederländer in den gesetzlichen Krankenkassen pflichtversichert, da ihr versicherungspflichtiges Jahreseinkommen die Grenze von ca. 28.000 Euro nicht überstieg. Versicherte, die diese Einkommensgrenze überschritten sowie Selbständige und Staatsbeamte, wurden automatisch privat versichert, so dass es in diesem Modell keine freiwillig gesetzlich Krankenversicherten gab. Daraus resultierte, dass ungefähr 30 Prozent der Bevölkerung privat versichert war. Die Leistungen der Privatversicherungen unterschieden sich jedoch nur wenig von jenen der Krankenkasse (Jachertz, 2004).

1.2 Die Reform

Seit dem 01.Januar 2006 gilt in den Niederlanden ein neues Krankenversicherungsgesetz. Auslöser für eine neue Reform waren insbesondere Kostenexplosion, Ineffizienz des Systems und bisher gescheiterte Reformversuche, da viele bisherige Reformbemühungen eher eine Feinjustierung als eine wirkliche Veränderung darstellten. Die aktuelle Reform ist das Ergebnis einer sich über Jahrzehnte hinziehenden Beschäftigung mit der Gesetz- und Regelgebung auf diesem Gebiet (Diers-Lienke, 2006; Böcker et al., 2001).

In der Tabelle 1 werden die Punkte des Versicherungssystems noch einmal zusammengefasst dargestellt.

Tabelle 1: Die alte Krankenversicherung in den Niederlanden

Versorgung	Langzeit	Kurative/Akut	Zusatz
Krankenversicherung	Volksversicherung AWBZ	Pflichtversicherung	Freiwillige Versicherung
Art der Steuerung	Staatliche Regulierung	Regulierter Wettbewerb	Freier Wettbewerb
Versicherungsträger	Regionale Einheits- versicherung	Öffentliche Kranken- versicherungen	Private Kranken- versicherungen
Finanzierung	10,25 % Arbeitnehmer staatlicher Zuschuss Selbstbeteiligung für Unterkunft und Verpflegung	6,35 % Arbeitgeber 1,75 % plus nominale Prämie Arbeitnehmer staatlicher Zuschuss Ausgleichsbeitrag der privaten Krankenversicherungen	Je nach Leistungsumfang und Vertrag
Leistungskatalog	Krankenhaus- versorgung und Rehabilitation über einem Jahr Ambulante und stationäre Psychiatrie Ambulante und stationäre Pflege Versorgung behinderter Menschen Prävention	Krankenhaus versorgung Ambulante Arztkonsultationen Arzneimittel Heil- und Hilfsmittel Zahnärztliche Leistungen für Jugendliche, präventive Maßnahmen für Erwachsene	Leistungen, die nicht oder nicht vollständig im gesetzlichen Leistungsumfang Enthalten sind

Quelle: Greß, 2000, S. 71 (adaptiert)

2. Das neue Krankenversicherungssystem der Niederlande

2.1 Kernelemente

Seit Anfang dieses Jahres entfällt die bisherige Trennung zwischen privater und staatlicher Krankenversicherung. Das neue System ist privatrechtlich organisiert, weist aber in hohem Maße eine staatliche Reglementierung auf. Als grundsätzliches Prinzip gilt, dass jedem Bürger eine qualitativ gute, medizinisch notwendige Versorgung zur Verfügung stehen muss.

Die Kernelemente der reformierten Krankenversicherung sind (Schmax, 2006):

- Jeder Einwohner der Niederlande beziehungsweise jeder dort einkommensteuerpflichtig Beschäftigte, muss sich zwingend krankenversichern.
- Das System ist umlagefinanziert, auf (zusätzliche) Kapitaldeckung wird verzichtet.
- Versicherte haben freie Versicherungswahl, sie können das Unternehmen von Jahr zu Jahr wechseln.
- Für Versicherungsunternehmen gelten Kontrahierungszwang und Diskriminierungsverbot.
- Versicherer bieten ein Standardleistungspaket an, das dem der bisherigen staatlichen Krankenversicherung entspricht. Der Mindestversicherungsumfang ist staatlich vorgegeben.
- Eine beitragsfreie Mitversicherung von Ehepartnern ohne eigenes Einkommen gibt es nicht, Kinder sind beitragsfrei versichert.
- Versicherte ab 18 Jahre müssen eine feste Prämie (Kopfpauschale) direkt an ihr Versicherungsunternehmen zahlen. Zudem zahlen Arbeitgeber für jeden Beschäftigten einen einkommensabhängigen Beitrag. Diese Beiträge fließen in einen Krankenversicherungsfonds, gemeinsam mit einer staatlichen Zahlung für Personen unter 18 Jahren.

- Versicherungsunternehmen legen fest, welche Personen oder Institutionen die Leistung erbringen dürfen. Gleichzeitig regeln sie, ob sie direkt mit den Leistungserbringern abrechnen (Sachleistungsprinzip) oder den Versicherten die Behandlungskosten erstatten (Geldleistungsprinzip).

- Personen, für die die feste Krankenversicherungsprämie eine unverhältnismäßig hohe finanzielle Belastung darstellt, erhalten eine staatliche Beihilfe.

- Ein Risikostrukturausgleich nivelliert die Ausgaben der Versicherungsunternehmen, die durch Unterschiede in der Versichertenstruktur entstehen.

Der Direktor für Gesetzgebung und Rechtsangelegenheiten im niederländischen Gesundheitsministerium begründete die Reform: „Das neue System soll den Versicherungen mehr Handlungsspielraum und Steuerungsmöglichkeiten einräumen und Eigenverantwortung der Versicherten stärken". Außerdem will die Regierung mit der Abschaffung der gesetzlichen Krankenkassen einen Schritt zur Entkopplung der Beiträge vom Faktor Arbeit vollziehen.

Den Versicherten soll das neue System mit mehr Wahlmöglichkeiten schmackhaft gemacht werden.

2.2   Übertragung auf das deutsche Gesundheitssystem

In der deutschen Terminologie wird das neue niederländische System als eine Mischung aus Bürgerversicherung und Gesundheitsprämie beschrieben.

Dieses System könnte auch nach Deutschland übertragen werden, so dass Bundeskanzlerin Angela Merkel (CDU) sowie Gesundheitsministerin Ulla Schmidt (SPD) bereits interessiert in Richtung Niederlande schauen. Viele Experten gehen davon aus, dass sich Ministerin Schmidt bei den anstehenden Eckpunkten der deutschen Reform an der holländischen Variante orientieren wird (Rabbata und Blöß, 2006).

Insbesondere aufgrund der Ausgangspositionen beider Systeme (das deutsche und das niederländische), wird aber eine „eins zu eins" Übernahme nicht möglich sein, behauptet Prof. Dr. Klaus-Dirk Henke von der Technischen Universität Berlin.

Vor der Reform gab es in den Niederlanden keine freiwillig Krankenversicherte. Des Weiteren ist die dortige PKV anders organisiert als hierzulande. Diese praktiziert dort, so wie die GKV in Deutschland, das Umlageverfahren und arbeitet nicht nach dem Kapitaldeckungsprinzip. Aufgrund dessen waren die Unterschiede zwischen PKV und GKV in Holland geringer als sie es in Deutschland sind, was sicherlich zu einer weniger komplizierten Umsetzung der Reform beitrug.

Zusammenfassung

Die Niederlande führten zu Beginn des Jahres 2006 eine für die gesamte Wohnbevölkerung verpflichtende Krankenversicherung ein, welche einkommensabhängige Beiträge und Kopfpauschale kombiniert. Mit einem Mix aus beiden Konzepten scheint die niederländische Modalität eine gute Alternativlösung zu sein. Diese neue Organisation der Krankenversicherung lässt jedenfalls auf mehr Wettbewerb und Transparenz im Gesundheitswesen hoffen.

Vieles ist in den Niederlanden seit Begin der Reform in Bewegung gekommen, jedoch ist es für eine Beurteilung der erwünschten Effekte noch zu früh. Trotzdem recherchieren viele Politiker und Gesundheitsexperten hierzulande über eine mögliche Übertragung des niederländischen Systems auf unseres. Aufgrund bereits vor der Reform bestehender Differenzen zwischen beiden Gesundheitssystemen ist davon auszugehen, dass das in Holland eingeführte Konzept möglicherweise in Deutschland auf größere Schwierigkeiten stoßen würde.

So wie in den Niederlanden ist die Zusammenführung von GKV und PKV als einheitliche Krankenversicherung, trotz der Schwierigkeiten einer Fusionierung, durchaus sinnvoll. Genauso sinnreich scheint auch die komplette Privatisierung der Krankenkassen zu sein.

Das größte Hindernis für eine Zusammenlegung von privaten und gesetzlichen Versicherungen in Deutschland ist, dass Privatversicherer hier – anders als in den Niederlanden – Altersrückstellungen in Milliardenhöhe aufgebaut haben (Financial Times Deutschland, 03. 01.2006) und die Weiterführung bzw. der Verbleib dieser bislang noch ungeklärt ist.

Darüber hinaus wären diese Veränderungen äußerst komplex und erforderten einen ressourcen-intensiven Verwaltungsaufwand.

Grundsätzlich sollte weiterhin beobachtet werden, wie sich die Veränderungen in den Niederlanden spürbar machen, um dann eine teilweise Übertragung auf das Deutsche Krankenkassensystem (wie oben ausgeführt) zu prüfen.

Vorerst jedenfalls ist eine abwartende Haltung im Hinblick auf eine vollkommene Übertragung empfehlenswert.

13

Literaturverzeichnis

Barthold, S.: Das Gesundheitssystem der Niederlande – Ein Vorbild für Deutschland? 13.01.2004. Seminar: Wirtschaftswissenschaftliche Fakultät, Frankfurt Oder

Bundesministerium für Gesundheit und soziale Sicherung: Die Gesundheitsreform. http://www.die-gesundheitsreform.de/index.4ml, Dezember 2003

College voor zorgversekeringen (CVZ) – Infobroschüre über die neue Krankenversicherung in Holland, www.cvz.nl

Diers-Lienke, C.: Deutsche Ärzteblatt – Niederlande: Turbulente Auftakt, Ausgabe 12, 24.03.2006, S. A-746, B-636, C-616

Greß, S. Allokative und distributive Effekte regulierten Wettbewerbs in sozialen Krankenversicherungssystemen – Wirtschaftstheoretische Fundierung, tatsächliche Auswirkungen und Implementationsprobleme am Beispiel der Niederlande. Oktober 2000. Dissertation: Universität Bremen

Greß, S.: Krankenversicherung und Wettbewerb: Das Beispiel Niederlande. Campus Verlag. Frankfurt am Main, 2002

Greß, S.: Refommodell Niederlande. 2006. Vortrag: Lehrstuhl für Medizinmanagement, Universität Duisburg-Essen

Greß, S., Wasem, J.: Pauschalprämien – ein Konzept mit Zukunft für die Gesetzliche Krankenversicherung?. 10.02.2006. Vortrag: Lehrstuhl für Medizinmanagement, Universität Duisburg-Essen

Infobroschüre über das neue Krankenversicherungssystem – www.niederlandeweb.de, 03.02.2006

Jachertz, N.: Deutsche Ärzteblatt – Niederlande: der Wettbewerb soll's richten, Heft 1, Januar 2004, S. 19

Newsletter aus der Kassenärztlichen Bundesvereinigung, Nr. 1/4 , Januar 2006, S. 1-7

Rabbata, S.: Deutsche Ärzteblatt – Auswirkung der Reform abwarten, Heft 1, Januar 2004, S. 20

Rabbata, S., Rieser, S. : Deutsche Ärzteblatt – Gut gemixter Reformcocktail für 2006 gesucht, Heft 3, März 2006, S. 106-107

Rabbata, S., Blöß, T.: Deutsche Ärzteblatt – Reformvorbild Niederlande: nur bedingt geeignet, Heft 12, 24.03.2006, S. A 749

Salfeld, R., Wettke, J.: Die Zukunft des deutschen Gesundheitswesens – Perspektive und Konzepte. Springer Verlag. Heidelberg, 2001

Schmax, S.: Reform des deutschen Gesundheitswesens – Modelle einer Bürgerversicherung. Working Paper: Economic Research der Allianz Group und Dresdner Bank, 11.01.2006

Spielberg, P.: Deutsche Ärzteblatt – Reform mit Fallstricken, Heft 38, 23. September 2005, S. A2542-2544